52
0 5

MÉMOIRE

SUR LA SENSIBILITÉ
DES
TENDONS,

Prononcé en Italien à l'Académie des Apathistes.

DEDIÉ

A MONSIEUR

LE BAILLI DE FROULAY,
AMBASSADEUR DE MALTE,

Par M. GRIMA, Maître en Chirurgie, & Chirurgien Pensionnaire de l'Ordre de Malte, Membre de l'Académie des Apathistes, & de l'Académie de Botanique & d'Histoire Naturelle de Cortone.

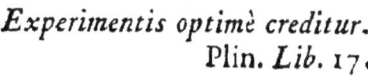

Experimentis optimè creditur.
Plin. *Lib.* 17.

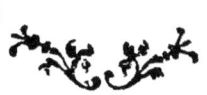

A PARIS.

M. DCC. LX.

A
SON EXCELLENCE,

MONSEIGNEUR le Bailli DE FROULAY, Chevalier, Grand-Croix de l'Ordre de saint Jean de Jérusalem, Commandeur des Commanderies de Chantraine, Sommereux, Nancy & de Bourg-Neuf, Ambassadeur Extraordinaire de l'Ordre, près de S. M. T. C. ci-devant Ambassadeur Extraordinaire du même Ordre, au Congrès d'Aix-la-Chapelle, & son Ministre Plénipotentiaire près de S. M. Prussienne, &c. &c.

MONSEIGNEUR,

LA seule preuve que je puisse donner de la reconnoissance que m'inspirent les bontés dont m'honore mon Souverain, c'est de multiplier, & de mettre sous les yeux de la Personne qui le représente, les preuves des progrès de mes études. Si cette Dissertation, que j'ai d'abord écrite en Italien, que j'ai prononcée ensuite en présence de Messieurs les Académiciens Apathistes de Florence, auxquels j'ai l'honneur d'être associé, & qu'enfin je viens de traduire en François, pour me former de plus en plus à la connoissance de cette belle Langue ; si cette Dissertation, dis-je, a l'honneur de plaire à V. E. tous mes vœux seront remplis. Vos lumieres s'étendent à tout, Monseigneur ; indépendamment des Vertus guerrieres & politiques que vous avez fait éclater en tant d'occasions différentes, vous avez embrassé toutes les branches des connoissances humaines, persuadé que ce n'est qu'en cultivant les Lettres & les Arts, que l'on devient véritablement digne de les protéger.

Je suis avec le plus profond respect,

MONSEIGNEUR,

De Votre Excellence,

Le très-humble & très-obéissant Serviteur, GRIMA.

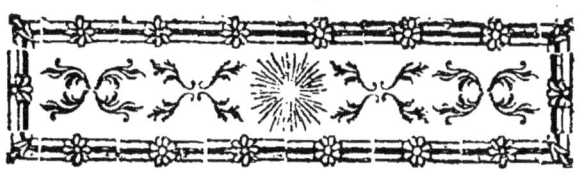

MÉMOIRE
SUR LA
SENSIBILITÉ
DES
TENDONS.

§. I.

LEs Savans sont fort occupés aujourd'hui de plusieurs questions très-importantes sur la sensibilité ou l'insensibilité, sur l'irritabilité ou non-irritabilité de certaines parties du corps humain ou de celui des brutes. Pour jetter du jour sur cette matiere, & dissiper les nuages qui la couvrent, il il n'y avoit point de parti plus sûr que celui des Expériences sur des animaux vivans. Elles ont été faites dans les Villes les plus confidérables de l'Europe, & particuliérement dans notre Ville de Florence, fi célebre par les grands Hommes qu'elle a produits, & qui ont illuftré la République des Lettres par des Ouvrages excellens dans tous les genres. Le defir de m'inftruire & d'acquérir des connoiffances Phyfiologiques, qui fuffent utiles à la Chirurgie, m'a porté à répéter ces Expériences. Je me fuis fur-tout attaché à celles qui ont pour objet de déterminer fi les tendons ont de la fenfibilité. En les communiquant, Meffieurs, à votre illuftre Société, je cherche moins les applaudiffemens que votre indulgence pourroit m'accorder, que je ne demande votre favorable attention, & la grace de me faire part de vos lumieres pour l'utilité publique. C'eft ce feul motif, qui m'a fait hazarder de paroître devant vous dans cette Chaire refpectable, où tant de Perfonnes illuftres ont fi fouvent fait briller leurs talens.

§. II.

Les mufcles font les organes des

mouvemens du corps. Les fibres musculaires se réunissent ensemble à leur extrêmité, en forme de cordon d'une couleur blanche argentine ; ou ces fibres blanchâtres s'épanouissent & forment une espece de membrane qu'on nomme *aponévrose*. Les fibres tendineuses ou aponévrotiques sont jointes entre elles par des tissus membraneux & cellulaires, qui leur fournissent des gaînes, dans lesquelles elles sont contenues.

§. I I I.

La membrane qui recouvre un tendon, & qu'on appelle sa gaine propre, est composée de fibres très-déliées, de la même nature que celles qui composent le tendon même. Elles sont rangées symmétriquement & parallellement, le long du tendon qu'elles recouvrent. Toutes ces portions de fibres aponévrotiques, qui composent le tendon & sa gaîne, sont plus grosses à leur commencement & au milieu que vers la fin. On remarque aussi que tous les tendons sont plus larges à leur principe qu'à leur insertion, soit qu'ils soient de figure ronde, ou applatis, soit qu'ils produisent une expansion fort large, telle que l'aponévrose des muscles du bas-ventre, qui forme la face antérieure de l'abdomen.

§. IV.

Le tendon sert à tirer la partie qui doit être mûe, lorsque la portion charnue du muscle se raccourcit par sa contraction; & l'usage de la gaîne est de concourir à la même fonction que remplit le tendon, par la raison qu'elle lui est adhérente.

§. V.

La membrane cellulaire, qui couvre d'une maniere si admirable les fibres tendineuses, est une continuation du tissu graisseux, situé immédiatement sous la peau des hommes & des brutes, & qui se prolonge dans l'interstice de toutes les fibres, ensorte que toutes les parties du corps sont comme renfermées & contenues dans le tissu cellulaire, comme on le voit par la dissection anatomique. Cette membrane transparente & poreuse est composée d'une infinité de petites poches, nommées *cellules*, plus ou moins grandes, qui communiquent les unes avec les autres, & qui contiennent une humeur grasse & huileuse, fluide & très-fine. Ces cellules membraneuses servent de soutien à beaucoup de petites branches d'arteres, de veines, de nerfs & de vaisseaux lymphatiques, appellés *capillaires*, parce qu'ils sont extrêmement déliés.

§. VI.

L'usage de la toile cellulaire, relativement aux tendons, est, 1°. de couvrir & d'envelopper chacune des fibres qui composent le tendon & sa gaîne, & de remplir les intervalles qui se trouvent entre elles ; 2°. de contenir le tendon, de façon que toutes ses fibres ayent une action simultanée ; 3°. de conserver l'humeur qui se trouve dans ses cellules. C'est par l'extrêmité des arteres, que se fait la sécrétion de cette humeur, destinée à la nourriture des parties qu'elle abreuve. Les veines resorbent le superflu, & le rapportent dans les grandes voies de la circulation ; & les filets nerveux donnent le

A v

sentiment à ces parties. Enfin l'usage de cette humeur est d'arroser & d'humecter les fibres aponévrotiques du tendon & de sa gaîne, & d'empêcher qu'elles ne soient desséchées par le mouvement continuel & la chaleur du sang, qui circule dans les vaisseaux qui avoisinent le tendon. C'est ce qu'on observe dans les vieillards, dont les articulations éprouvent la difficulté des mouvemens, par la privation de cette humeur; & même sur les jeunes gens, lorsque quelques maladies affectent ces parties.

§. VII.

Après avoir exposé préliminairement quels sont la structure & les usages des tendons & de tout ce qui leur appartient, il est à propos de faire le récit des Expériences que j'ai faites pour découvrir si les tendons sont sensibles, ou s'ils ne le sont pas. Vous jugerez, Messieurs, cette question, sur laquelle on ne peut admettre de preuves qui ne soient tirées de connoissances certaines & bien fondées.

§. VIII.

Le 27 du mois de Mai 1756, je fis, dans notre Hôpital de sainte Marie-Neuve, en présence de Messieurs *Barbette*, Professeur en Médecine, *Fabbrini*, l'un de nos Anatomistes, & de plusieurs autres Personnes, à la patte postérieure d'une chienne, une incision, suivant toute la longueur du tendon d'Achille ; & l'ayant séparé de toutes les parties voisines, je piquai légérement sa gaîne seule. La chienne se plaignit, & retira la patte. Elle donna les mêmes marques de sensibilité, lorsque je touchai la surface de la gaîne avec de l'eau-forte ; & quand l'escarre, produite par ce caustique, fut tombée, j'excitai une extrême sensibilité, en touchant, seulement avec le bout du doigt, le tendon d'Achille découvert.

§. IX.

M. *Buonaparte*, Professeur de l'Université de Pise, me pria de répéter cette Expérience le 12 Juin suivant, en l'Hôtel de M. le Comte. *Pier-*

rucci, en présence de Messieurs ses Fils: Messieurs *Vannucci, Barbette, Ruffo, Spaneo* & *Ugolini* y assisterent. Je séparai les trois tendons, dont la réunion forme le tendon d'Achille. Quand la douleur de cette opération fut calmée, je piquai le tendon avec une aiguille; le mouvement que fit le chien, en retirant sa patte, démontra qu'il avoit souffert. Après quelque tems de repos, je passai une aiguille à-travers le tendon, & le chien nous fit connoître qu'il avoit la même sensibilité. Un peu après, je touchai la même partie avec de l'eau-forte: l'animal se débattit alors avec beaucoup de violence; ce qui ne laissa aucun doute que ces opérations ne fussent fort douloureuses, & par conséquent que les tendons ne soient d'une grande sensibilité.

§. X.

Le 21 du même mois, je recommençai des Expériences au même endroit, sous les yeux des mêmes Personnes, auxquelles se joignit le célebre M. *Guadagni*, Professeur public de Physique Expérimentale en l'Université de Pise : nous avions deux agneaux & un chien. Les agneaux parurent avoir le sentiment moins vif ; ces animaux paisibles ne firent que retirer la patte, lorsqu'on leur piquoit le tendon ; ils faisoient des mouvemens légers, & remuoient un peu les levres. Le chien, au contraire, ne se contentoit pas de vouloir retirer la patte, dont le tendon étoit à découvert ; il trembloit & s'agitoit, en criant assez fort, & faisant des efforts pour rompre les liens qui l'attachoient. M. Guadagni voulut piquer lui-même le tendon du chien, & il fut convaincu de sa sensibilité. Il observa en même tems que la sensation étoit plus vive au commencement du tendon, que dans le milieu & vers la fin, où il se confond avec la substance des os. Le chien ayant été tranquille pendant plus d'un quart-d'heure, je touchai le tendon avec du beurre d'Antimoine : à l'instant, il ne parut pas souffrir beaucoup ; mais quelques momens après, il se mit à hurler & à s'agiter d'une façon à nous démontrer qu'il avoit le sens très-aigu. Ceux des Assistans qui étoient le plus près de ce chien, furent même obligés de s'en éloigner, craignant la fureur où il étoit.

§. XI.

Comme rien n'est plus utile, pour constater les Expériences, que de les répéter & même d'y faire quelques changemens, je m'avisai, plusieurs jours après, de prendre de petits coqs & des pigeons, pour mes recherches. Ils ne parurent point beaucoup affectés à la piquure de leurs tendons ; mais lorsque je les eus coupés transversalement, la rétraction des pattes, l'agitation des aîles & le cri de ces animaux firent conclurre qu'ils ressentoient de la douleur , & que les parties divisées étoient sensibles.

§. XII.

La sensibilité des tendons me paroît solidement démontrée par la Description Anatomique que j'ai donnée plus haut de la structure de ces parties, & par les Observations qu'on a faites pendant mes Expériences. Cette sensibilité dépend essentiellement de l'action des nerfs qui partent du cerveau & de la moëlle allongée, qui s'étendent par tout le corps, & entrent, en filets imperceptibles, dans la trame organique de toutes les parties; ensorte que la sensibilité est plus ou moins vive, suivant la disposition de ces filamens nerveux, & en proportion de leur nombre, de leur grosseur, de leur éloignement du principe qui leur donne l'action, & de la ténuité des parties où ils s'étendent.

§. XIII.

Avant que de pousser plus loin mes réflexions sur ce sujet, il est à propos d'examiner une proposition qu'on lit à *la page* 29 *de la Traduction Italienne du Pere* Vincent Petrini, *de trois Dissertations*, dont l'une est écrite en François, & deux en Latin, sur les preuves Physico-médicales de l'insensibilité des tendons. Ce sont, probablement, ces dissertations qui ont excité l'émulation, & porté tant de personnes à s'occuper de cet objet avec tant d'appareil. Voici cette proposition : *Puisque dans l'homme il n'y a que les nerfs qui soient capables de sentiment*, on voit naturellement que les tendons qui ne reçoivent point de nerfs, doivent être privés de fentiment, & j'ai eu plufieurs fois l'occafion de m'en affurer. Je refpecte infiniment l'Auteur & le Traducteur de cette Differtation ; mais cela ne m'empêchera pas d'avancer que cet argument fi vrai, porte malheureufement fur un faux principe, & j'aurai pour partifans les exacts fcrutateurs des faits. Je ne diffimulerai point que cet argument, dont je fentois toute la force, ne m'ait obligé à de nouvelles recherches. En examinant, fous les yeux de M. *Angioli*, Profeffeur de Médecine, le mufcle *biceps*, j'y remarquai plufieurs filamens nerveux, qui s'étendoient dans toute fa fubftance : cette propagation étoit accompagnée de celle de certains vaiffeaux très-déliés, dont la diftribution étoit conjointe. En conduifant la diffection jufqu'au tendon, je vis que les filets nerveux y entroient ; mais j'avois quelque peine à les diftinguer, parce que les fibres tendineufes font exactement de la même nature, & prefque de la même couleur. Cependant, en fuivant la diffection tout le long du tendon, j'obfervai qu'il entroit conftamment, dans fa ftructure, des filamens plus déliés que ne le font les fibres tendineufes, & un peu plus blanchâtres. J'ai répété cette Démonftration Anatomique, en préfence de Meffieurs *Liancourt*, Profeffeur de Médecine, & *Bertini*, l'un de nos Démonftrateurs ; j'avois pris un autre mufcle pour le fujet de mon travail, & j'eus la fatisfaction de trouver le même réfultat. Pour completter les preuves, j'eus la curiofité de faire une troifieme Expérience, que la Place, que je venois d'obtenir, de premier Démonftrateur d'Anatomie dans l'Hôpital de fainte Marie-Neuve, me mettoit à portée de faire avec facilité. Le 22 Avril 1756, je détachai d'un cadavre différens mufcles avec leurs tendons, & les parties des os où ils s'attachent, en y laiffant les branches principales d'arteres, de veines & de nerfs, qui en fourniffent d'autres plus petites à ces mufcles. Je mis ces pieces en macération dans de l'eau. Par cette préparation, je remarquai, entre la gaîne & le tendon du mufcle *biceps*, une groffe branche de nerf, qui s'étendoit dans toute la longueur du tendon, perçoit fa gaîne vers la tubérofité du rayon où eft fon attache mobile, & qui, fortant de-là, reproduifoit d'autres petites branches. Notre Obfervation fe borna à la vûe pofitive de cette branche de nerf, qui, arrivant du mufcle, va jufqu'au commencement du tendon : nous n'avons pu pourfuivre les branches ultérieures de ce nerf & les féparer du tiffu cellulaire, parce qu'elles fe déchiroient entre les doigts, ainfi que M. le Comte *Felici*, Profeffeur de Médecine du Collége Florentin & dudit Hôpital de fainte Marie-Neuve, & moi, l'avons remarqué.

§. XIV.

Aux preuves que j'ai données du contraire de ce qui eft avancé dans les Differtations traduites par le Pere *Petrini*, & que je pourrois multiplier, j'en vais joindre d'autres, tirées de l'autorité des plus habiles Anatomiftes. Les fentimens d'eftime & de vénération que je conferverai toujours pour les grands Hommes, dont je n'embraffe point les opinions, m'obligent de cher-

cher la décifion de la queftion qui nous divife, dans des fources où je trouverai la confirmation de mes Expériences. J'invoquerai d'abord le témoignage d'*Etienne Riviere*, qui, dans fon Traité d'Anatomie, publié en 1545 par Charles Etienne, dit, au chapitre 61 du premier Livre, parlant des tendons : *Pars eft nervo & ligamento compofita, à mufculo nafcens*; & un peu plus bas : *Quapropter fenfûs particeps eft, minùs quidem quàm nervus, magis autem quàm ligamentum.* Jean Tagaut, en parlant des plaies, des nerfs & des ligamens, expofe bien pofitivement fon fentiment fur cette queftion : *Les tendons*, dit-il, *étant d'une fubftance compofée de nerfs, tirent, à cet égard, leur origine du cerveau; cependant leurs bleffures attirent moins la convulfion, que celles des nerfs.* Il paroît que cet Auteur a jugé, comme nous l'avons démontré, qu'il entre, dans la ftructure des tendons, des filamens nerveux. Le célebre Profeffeur M. Cocchi s'exprime, à ce fujet, d'une maniere tout-à-fait conforme aux idées des Auteurs que je viens de citer : *Les fibres tendineufes qui attachent les muf-*

cles aux os, sont, dit-il, *plus déliées, plus serrées, plus dures, plus unies, plus polies, plus blanches, & d'une couleur argentine, parce qu'il y a moins de vaisseaux & de nerfs:* elles sont ainsi moins capables de sentiment & d'irritation. Il me sera permis de tirer une conséquence de ce sentiment, c'est que les tendons ont moins de sensibilité que les muscles, parce que les filets nerveux, qui entrent dans leur tissure, sont, comme le dit M. Cocchi, plus fins que dans le corps du muscle.

§. X V.

Après avoir donné la solution de la difficulté qu'on auroit pu m'opposer d'après le texte de la Dissertation, traduite par le P. *Petrini*, il est nécessaire que je prévienne les objections, auxquelles les Expériences du Réverend Pere *Pozzi* pourroient donner lieu. Ce sçavant Religieux, très-consideré dans cette Ville, soutient avoir reconnu l'insensibilité des tendons ; ce qu'il a publié dans une Lettre Latine, qui a paru ensuite traduite en Italien. En arrivant dans cette Capitale de la Toscane, il prétend avoir vu un grand nombre de chiens qui boitoient, parce qu'on avoit fait sur eux les expériences convenables, pour s'assûrer de l'insensibilité des tendons. Il semble que ces animaux, étonnés de ce que nous n'avions pas remarqué qu'ils étoient boiteux, & reconnoissant dans le R. P. Pozzi un homme très-versé dans la Philosophie Expérimentale, se présentoient à lui pour le supplier, par signes, de vouloir bien renouveller sur eux les Expériences que nous avions faites, afin qu'il en tirât des conséquences certaines & démonstratives, & qu'il n'en laissât plus d'équivoques, comme il nous le reproche. Permettez-moi, Messieurs, de comparer ici l'exemple des chiens qui ont été à la rencontre du R. P. Pozzi, avec celui que nous fournissent les chiens du troupeau d'Ulysse. Ils aboyerent contre lui-même, & vouloient le mordre sans aucune raison ; mais à l'apparition de Minerve, qui ne s'étoit rendue visible qu'à eux, ils s'appaiserent (*).

―――――――――――――――
(*) Odyss. l. 14 & 16.

§. XVI.

Je ne suis pas sans doute le seul à qui les expressions du Religieux, auteur de la Lettre, ont pu déplaire, lorsqu'il hazarde de dire, qu'avant son retour en notre Ville, nos expériences avoient été sans succès, ou du moins qu'elles laissoient des doutes. Il s'ensuivroit que, s'il ne se fût pas donné la peine de venir de Bologne à Florence, personne d'entre nous, dans cette derniere Ville, n'auroit été capable de disposer les choses convenables pour des Expériences décisives ; & en effet il falloit découvrir des tendons, & les piquer. Comment aurions-nous pu, sans sa présence, juger si les animaux que nous piquions marquoient de la sensibilité, ou n'en donnoient aucun signe ? La ville de Florence seroit donc bien déchue de son ancien lustre ? Elle a toujours tenu un rang très-distingué parmi les Villes sçavantes : elle a été le berceau des Sciences ; elles y ont été cultivees, avant qu'on s'en occupât en aucun autre endroit de l'Europe. Florence a produit
les

les Hommes les plus illuftres: la Phyfique, l'Anatomie, la Médecine, la Chirurgie lui doivent fes premiers Maîtres. Oui, Meffieurs, les Florentins n'ont rien à cet égard à envier à aucune autre Nation; l'Hiftoire de la République des Lettres en fait foi, & jamais ils n'ont eu befoin qu'on vînt de quarante milles pour les enfeigner. Or s'ils ont donné, en tous les genres de fçavoir, des preuves de leur habileté, pourquoi les accuferoit-on de n'avoir pas fçu piquer le tendon d'un chien, fans l'eftropier?

§. XVII.

Je n'accuferai pas le R. P. *Pozzi* de mauvaife intention dans le choix des expreffions, contre lefquelles je m'éleve. Il aura fimplement cru donner par-là plus de crédit à fes propres expériences, par lefquelles il a voulu établir que les tendons n'ont point de fentiment; mais on me permettra de regarder quelques-unes de ces expériences comme des exceptions. Telle eft, entre autres, celle dont un des fils de M. le Comte *Perucci* m'a fait part. On pi-

B

qua les tendons d'un chien, vingt-quatre heures après avoir été dépouillés de leurs gaînes, & pendant tout cet espace de tems, ils étoient restés à découvert. Doit-on s'étonner si ces tendons ont paru insensibles ? Cette insensibilité ne venoit pas de la nature du tendon; elle étoit accidentelle, & l'effet d'une cause extérieure. On peut consulter à ce sujet ce que M. Sauvages a dit dans sa seconde Dissertation, touchant l'air & son influence sur les corps vivans, que M. *Manetti*, l'un des plus célebres Professeurs de Médecine de Florence, a si élégamment traduite. J'ajouterai qu'il en a paru tout autrement dans d'autres Expériences. On piqua le tendon d'un mouton dans la boucherie de S. Marie-Neuve, sous les yeux de Messieurs *Brilli* & *Liancourt*, Professeurs de Médecine, & de Messieurs *Baldini* & *Lotti*, nos Démonstrateurs; ils remarquerent tous que ce mouton, lorsqu'il fut piqué dans le tendon, marqua par son agitation & des mouvemens violens, que la sensation qu'il avoit éprouvée étoit violente & très-douloureuse.

§. XVIII.

Mais puisque le R. P. *Pozzi*, fondé sur quelques Expériences, ne veut point abandonner son opinion de l'insensibilité prétendue des tendons, il faut essayer d'éclaircir la matiere par un raisonnement Physico-chirurgical. J'ai déja fait observer, & je ne dois pas craindre de le répeter, que le sentiment des tendons n'est pas le même dans toute leur longueur. Ces parties sont plus grosses dans leur commencement, à l'extrêmité des fibres musculaires, que dans leur milieu, & moindres encore à leur implantation aux os. De même les filamens nerveux sont plus épanouis & plus considérables à l'origine du tendon qu'à sa fin. A mesure donc que les filets deviennent plus deliés, ils reçoivent une moindre quantité du fluide nerveux, qui opere la sensation. Voilà la raison pour laquelle la piquure des tendons est plus ou moins sensible, eu égard à l'endroit où elle se fait ; ce qui se rapporte à l'Expérience déja citée de M. *Guadagni*. Je puis donc expliquer en ma faveur les Expériences mêmes du R. P. *Pozzi*. Les tendons lui ont paru insensibles, parce qu'en isolant un tendon de sa gaîne, ou bien en le coupant, on aura enlevé les filamens nerveux qui s'y distribuoient. Il est encore vraisemblable que ces filamens nerveux, trop long-tems exposés à l'air, se dessechent, &, dans ce dernier cas, le fluide nerveux ne parvient plus jusqu'aux extrêmités des fibres vasculeuses qu'il doit parcourir, pour y être en quelque sorte le véhicule de la sensation. Il n'est pas étonnant alors qu'elle manque, puisque les instrumens destinés pour qu'elle se fasse, sont empêchés ou détruits. Ces raisons admettent l'insensibilité que l'expérience a fait voir ; mais elles prouvent qu'il ne faut pas l'attribuer à la nature des tendons, & qu'ils auroient donné des marques de sentiment, si on ne leur eût pas ôté les convenances nécessaires, dont l'existence ou la soustraction font une différence absolue. On peut donc soutenir, comme je le fais, que les tendons, dans leur état naturel, c'est-à-dire, lorsqu'ils ne sont pas séparés de leurs petits vaisseaux & de leurs dépendances, sont extrêmement sensibles. Les preuves nouvelles que je vais en fournir ne souffriront point de replique. M. Antoine *Bicci*, Professeur de Chirurgie à Forence, eut à la suite d'une maladie plusieurs tendons des muscles extenseurs & flechisseurs du gros orteil à découvert. J'ai été témoin que M. *Valentin del Turco*, l'un de nos premiers Professeurs, toucha le milieu d'un de ces tendons avec les pincettes, sans en toucher la gaîne, & qu'il parut sensible audit Sr *Bicci*. On appliqua une autrefois sur le tendon un peu de charpie imbibée d'eau-de-vie pure; la douleur fut fort aiguë, & la sensation intolérable. On peut inférer de-là, que les tendons sont toujours sensibles dans leur état naturel.

§. XIX.

Après une discussion aussi scrupuleuse des Experiences qui ont servi à établir le pour & le contre sur la question de la sensibilité des tendons, je ne pense pas que personne puisse la révoquer en doute. Je ne puis cependant m'empêcher de faire ici quelques nouvelles observations sur la répétition qui se trouve dans la Diſſertation traduite par le P. *Petrini*, page 29, que les tendons ſont inſenſibles, parce que les nerfs ne ſe diſtribuent que dans les muſcles, & nullement dans les tendons. Une ſeule autorité ne peut faire loi, & j'en pourrois réunir un grand nombre qui prouveroient invinciblement le contraire. Je me contenterai d'en rapporter quelques-unes. François *Peccetti*, au chap. 45, parlant des plaies des tendons & des ligamens, dit expreſſément que les nerfs ſont dans les tendons. Le panaris qui ſe fait par une tumeur inflammatoire, dont le ſiege eſt dans la gaîne des tendons fléchiſſeurs des doigts, ne produit de ſi cruelles douleurs qu'à raiſon de l'extrême ſenſibilité de la partie affectée. C'eſt ainſi que *Munnicks* s'en explique; mais il n'eſt pas le ſeul. Tous les Praticiens ont dit que les inciſions qui ſe font ſur les parties tendineuſes, ſont beaucoup plus dangereuſes & douloureuſes que celles qu'on fait ſur les parties charnues. *Genga* rapporte, d'après *Fabrice de Hilden*, qu'un jeune homme de vingt-quatre ans fut attaqué de ſphacele à la ſuite d'une piquure de tendon au doigt, & qu'on fut obligé de lui faire l'amputation entre l'avant-bras & l'humerus. Ce sont ses propres termes, auxquels il ajoute ceux-ci un peu plus bas : On raconte d'*Archange Mercenario*, Professeur de Padoue, « qu'ayant été blessé au tendon dans « une saignée, il mourut en convul- « sions ». Mais, que répliqueront nos Adversaires, à l'autorité du grand *Boerrhaave*, l'ornement & la lumiere de la Medecine ? Ce qu'il dit en faveur de notre sentiment, dans sa Physiologie, est digne de la plus grande attention.

« Le tendon du muscle bien exa- « miné, est divisé en autant de fibril- « les que le muscle même, de façon « que la cavité de la fibre musculaire « diminuant de grosseur, & formant « seule un corps délié, est plus forte, « plus dure, plus seche, plus étroite, « sans presque aucun vaisseau sensi- « ble, quoique par les Expériences de « *Ruisch*, on apperçoive dans tout l'in- « térieur des tendons un nombre in- « fini de petits vaisseaux distincts (*).

(*) *Tendo autem musculi, ritè examinatus, discerpitur in tot fibrillas, in quot musculus;*

Nous difons plus : voici comme l'un des plus illuftres Eleves de ce grand Profeffeur, le fçavant M. *Haller* parle du tendon, en commentant l'aphorifme ci-deffus.

« Boerrhaave, dit-il, a vû dans un
» tendon préparé par Ruifch, des ar-
» teres rouges & de petites cellules
» pratiquées à l'entour (*). Si, comme on le voit, on peut obferver des vaiffeaux dans les tendons par l'art des injections, il eft très-certain qu'il y a des nerfs auffi, puifque les nerfs accompagnent les vaiffeaux dans toutes les parties : le microfcope en donne la preuve. Je raifonnois un jour fur cette matiere avec M. le Chevalier *Santucci*, auffi excellent Anatomifte que

---

eâ lege, ut cavitas fibræ mufcularis gracilefcens ex fua amplitudine obtufa, concrefcens in unum acutum corpus, fiat fortior, durior, ficcior, anguftior, vafculis ferè deftituta fenfibilibus, quamvis, Arte Ruyfchianâ, innumerabilia, tenuia, diftincta appareant, per intima quæque tendinum loca. Boerrh. *Inftitut. Medic.* §. 399.

(*) *In tendine, à Ruyfchio præparato, vidit Boerrhaavius rubras arterias, & circumpofitam fabricam cellulofam.*

Ruisch, & qui a fourni un Cabinet très-curieux de préparations par le moyen des injections, pour S. M. le Roi de Portugal. Il m'assûra que beaucoup de vaisseaux se rassemblent dans les tendons, & singulierement des vaisseaux lymphatiques, & autres. J'ajoute d'autant plus de foi à ce que dit là-dessus cet habile Cortonnois, que j'ai distingué moi-même très-facilement jusqu'aux moindres vaisseaux qui se distribuent sur la surface interne de la membrane veloutée de la vésicule du fiel, préparés par les injections de M. *Tacchini.*

§. XX.

Je terminerai, Messieurs, cette Dissertation, en disant que non-seulement mes propres Expériences prouvent la sensibilité des tendons, mais qu'elles sont conformes à celles des hommes les plus éclairés en ce genre. Je citerai d'abord les observations qui ont été faites sur ce sujet par M. *Fabbrini* ; celles qu'on a suivies en présence de M. *Nannoni,* premier Professeur en Chirurgie, & d'une très-haute réputation ; celles de M. *Laghi,* Professeur de Médecine à Bologne, imprimées en Latin, dans une Differtation, dont M. *Lami*, fi célebre dans la République des Lettres, a fait mention dans fes *Novelle Letterarie* ; celles enfin qu'on a faites en France, & dont M. *Le Cat*, célebre Chirurgien de Rouen, a fait part à M. Nannoni, dans une Lettre fur ces recherches. J'ofe affûrer que toutes celles qu'on fera auront le même fuccès, pourvu qu'on ait foin de ne pas découvrir le tendon, & d'éviter que l'air ne l'aitere & ne le rende infenfible, comme j'ai avancé que cela pouvoit arriver. Mes Expériences établiffent la fenfibilité des tendons. Il ne me refte donc, Meffieurs, qu'à invoquer authentiquement votre fuffrage, & à demander votre décifion fur la queftion, que je foumets entierement à vos lumieres. Rempli de reconnoiffance pour l'attention dont il vous a plu de m'honorer, je vous avoue qu'elle a comblé mes vœux à un tel point, que je ne craindrois pas d'appliquer à mes Adverfaires, tout eftimables qu'ils font, & fpecialement à ceux qui croyent l'infenfibilité apparente des tendons, ces Vers du Dante :

, . , , *tu stesso, ti fai grosso*
Col falso immaginar, sì che non vedi
Ciò che vedresti se l'avessi scosso.

Cantic. 3, c. 1.

DIXI.

www.ingramcontent.com/pod-product-compliance
Lightning Source LLC
Chambersburg PA
CBHW060957050426
42453CB00009B/1210